Comprender el poder del sueño

¿Cómo puede un mejor sueño cambiar su vida?

Anne Pelland

Exención de responsabilidad

Tabla de Contenidos

Dormir - Comprender los conceptos básicos del sueño

Según la National Sleep Foundation (NSF), el sueño es esencial para la salud y el bienestar de una persona. Es tan importante como la comida y el aire, siendo una función necesaria para apoyar toda la vida humana, el crecimiento, el desarrollo y las funciones cerebrales. El sueño mantiene su mente alerta y calmada. Le ayuda en el funcionamiento diaria óptimo. Si se despierta cansado después de dormir durante ocho horas o más, no necesita dormir más; lo que se necesita es una mejor calidad de sueño en lugar de más sueño. El sueño profundo es el tipo más importante de sueño que nuestro cuerpo necesita.

¿Qué es el sueño?

El sueño ha sido considerado durante mucho tiempo como un bloqueo de tiempo en el que no se está despierto. Pero los estudios del sueño realizados en las últimas décadas han descubierto que el sueño tiene etapas distintas que se suceden a lo largo de la noche. El cerebro permanece activo durante todo el sueño, pero en cada etapa ocurren cosas diferentes.

Desde un punto de vista médico, el sueño puede entenderse como un estado mental con niveles reducidos de conciencia, que implica la inactividad temporal de casi todos los músculos voluntarios y una suspensión relativa de la actividad sensorial y no motora. En pocas palabras, el sueño es un estado físico y mental no permanente de la mente durante el cual la mayoría de los estímulos externos son bloqueados por los sentidos y el individuo deja de responder al entorno.

¿Cuánto sueño es suficiente?

Las necesidades de sueño varían de persona a persona. Estas necesidades cambian a lo largo del ciclo vital; la mayoría de los adultos necesitan de siete a ocho horas de sueño por noche; los recién nacidos duermen entre dieciséis y dieciocho horas al día; los niños en edad preescolar, entre diez y doce horas. Sin embargo, algunas personas son capaces de operar sin somnolencia o letargo después de tan sólo seis horas de sueño. Otros no pueden rendir al máximo a menos que hayan dormido durante diez horas.

Algunas personas creen que los adultos necesitan menos sueño a medida que envejecen, pero no hay pruebas de que las personas mayores requieran dormir menos que los jóvenes. Los ancianos también se despiertan más fácilmente.

Las investigaciones sugieren que muchas personas pueden estar seguras de que seis o siete horas de sueño son buenas para su bienestar. La prueba de fuego para dormir lo suficiente es si siente sueño o en cambio permanece despierto y alerta todo el día. Si usted está alerta, sus horas de sueño probablemente sean suficientes. Pero dormir es más importante de lo que cree.

Existen diferentes tipos de «períodos de sueño» dependiendo de la intensidad y manifestación de los criterios de sueño. La capacidad de la persona para «despertar», o para salir del estado de inactividad parcial transitoria de la mente, depende de varios factores, y estos factores varían de persona a persona. Aunque no se puede probar de manera concluyente, los expertos médicos creen que el propósito fundamental del sueño es crear un estado de inercia en el cuerpo humano. Durante este período, el cuerpo puede repararse y regular su metabolismo para mejorar su funcionamiento. El estado de inercia ayuda a ahorrar energía que se utiliza para el proceso de rejuvenecimiento.

Teoría de la reparación

Según esta teoría, durante el período de «despertar», el cuerpo reacciona física y mentalmente a las diversas actividades asociadas con nuestras actividades diarias, cosa que consume grandes cantidades de energía. La energía utilizada se extrae de las reservas almacenada en varias partes del cuerpo. Las actividades de reconstitución y reparación del cuerpo se pueden llevar a cabo de manera efectiva cuando el cuerpo está en estado de reposo, es decir, cuando no se utiliza energía adicional para procesos o actividades físicas. El período de sueño asegura que todos los recursos del cuerpo se utilizan de manera óptima para el mantenimiento y cuidado de los diversos procesos metabólicos que se producen en nuestro cuerpo y nos mantienen vivos.

Teoría de la adaptación

Según esta teoría, el sueño es un fenómeno fruto de la evolución natural al que los seres humanos y los animales se han adaptado para sobrevivir. El sueño ayuda a preservar la energía y previene la exposición a peligros y depredadores. ¿Cómo funciona el «sueño»? Con respecto al proceso del sueño, los científicos creen que nuestro metabolismo tiene dos procesos:

- El proceso de sueño-vigilia

- Reloj biológico circadiano o ritmo circadiano que regula nuestro sueño.

Los dos procesos trabajan en tándem y crean el «ciclo del sueño», lo que significa que tendemos a dormir por la noche y a permanecer despiertos durante el día. Estos procesos regulan nuestro ciclo de sueño, algo que los científicos consideran esencial para la reparación y el mantenimiento del cuerpo. El reloj biológico circadiano puede entenderse como una condición de 24 horas durante la cual el ritmo del cuerpo se ve afectado por la luz solar, puesto que su presencia y ausencia controla la secreción de ciertas hormonas esenciales en el cuerpo. La hormona melatonina (N-acetil-S-metoxitriptamina) se secreta en ausencia de luz solar, generalmente por la noche y es la principal responsable de regular la temperatura corporal. El ciclo debe estar en sintonía con el estado físico del individuo y el funcionamiento metabólico del cuerpo.

Ritmo circadiano o «ciclo del sueño»

Un ritmo circadiano es un ciclo de aproximadamente veinticuatro horas asociado a procesos bioquímicos, fisiológicos y/o conductuales. El término «circadiano» se deriva de la palabra latina «circa», que significa «alrededor», y «diem» o «dies»" que significa «día». Por lo tanto, el término significa literalmente «alrededor de un día». El ritmo es generado por la actividad metabólica, que funciona como un reloj corporal interno y se sincroniza con los ciclos «luz-oscuridad» y con los cambios que se producen en el entorno del sujeto.

Sueño y etapas

El proceso del sueño consiste en dos fases principales que se repiten en un ciclo de noventa a ciento diez minutos a lo largo de la duración del sueño. Dichas fases son:

- REM (Movimiento ocular rápido).

- No REM (No - Movimiento ocular rápido, que se clasifica a su vez en cuatro subpasos).

Sueño REM

La fase REM (Movimiento ocular rápido) del sueño se caracteriza por un movimiento ocular rápido, además de un tono muscular deficiente, y/o parálisis parcial de todos los músculos voluntarios. En los seres humanos, este tipo de sueño ocupa entre el veinte y el veinticinco por ciento del tiempo total de sueño, lo que viene a ser de unos noventa a ciento veinte minutos. Típicamente se dan alrededor de cuatro a cinco ciclos durante el sueño REM normal. El tiempo del ciclo es corto al principio del sueño y comienza a prolongarse hacia el final. No es posible determinar la duración exacta del sueño REM requerido, ya que el ciclo de sueño varía de persona a persona dependiendo de las necesidades metabólicas del cuerpo. Para los recién nacidos, la etapa REM representa alrededor del ochenta por ciento del tiempo total de sueño. El sueño REM también se ve afectado por el proceso de envejecimiento. Durante la fase REM, no se emiten ondas cerebrales dominantes según los resultados del polisomnograma.

El primer ciclo REM generalmente comienza entre setenta y noventa minutos después de que comience el sueño, es decir, después de quedarse dormido. Durante la fase REM, incluso si el sujeto no responde a estímulos externos fuertes, el cerebro permanece activo y, según las pruebas polisomnográficas, el grado de actividad es significativamente mayor que el de la fase «despierta». La etapa REM también está asociada con el fenómeno de «soñar». Cuando ocurre este proceso, la frecuencia de REM, o lo que es lo mismo, el movimiento ocular, aumenta considerablemente. Habitualmente la presión arterial también se ve afectada según la intensidad de la actividad del sueño, pudiendo aumentar de manera marginal o significativa.

Sueño no REM

La etapa de sueño no REM se caracteriza por una falta de movimiento ocular rápido, disminución de la actividad metabólica, disminución de la respiración y de la frecuencia cardíaca, y generalmente una disminución sustancial equivalente a casi ninguna actividad de sueño. A diferencia de la fase REM, en esta fase los músculos voluntarios no experimentan parálisis parcial. La etapa no REM consiste en cuatro subpasos: etapa uno, asociada con el sueño ligero; etapa dos, con el sueño verdadero; y etapas tres y cuatro con el sueño profundo. En los humanos adultos, el sueño no REM representa alrededor del setenta y cinco u ochenta por ciento del tiempo total de sueño. Las etapas son los siguientes:

Etapa 1: Sueño ligero

Durante la fase «despierta», el cerebro emite ondas alfa con una frecuencia entre 8 y 13 Hz. Al comienzo de la primera fase del sueño no REM, el cerebro experimenta una transición gradual durante la cual la intensidad de las ondas emitidas comienza a disminuir y alcanza entre 4 y 7 Hz, caracterizándose por la presencia de ondas theta. Esta etapa puede implicar movimientos oculares lentos, contracciones e incluso «temblores hipnóticos», comúnmente denominados «sueño temprano» o «noche temprana»; durante este período, el sujeto se despierta repentinamente justo cuando está a punto de dormirse. Los músculos voluntarios y las actividades metabólicas comienzan a disminuir. El individuo puede ser despertado fácilmente durante esta fase del sueño.

Etapa 2: Sueño real

Por lo general, tras los diez a quince minutos de la primera fase de sueño ligero se establece ésta segunda fase de sueño real, que dura aproximadamente de veinte a veinticinco minutos. Esta segunda fase del sueño no REM se caracteriza por los «husos de sueño» que van de 11 a 16 Hz y durante los cuales el cerebro inhibe varios procesos para mantener al sujeto en un estado tranquilo. También se da el complejo K, que suprime la excitación cortical para evitar que cualquier estímulo externo indique peligro y promueve la consolidación de la memoria del sueño. Durante esta fase no se produce ningún movimiento ocular y la frecuencia respiratoria y la frecuencia cardíaca disminuyen. Esta etapa representa entre el cuarenta y cinco y el cincuenta y cinco por ciento del total de sueño de los adultos.

Etapas 3 y 4: Sueño profundo

Durante la tercera etapa del sueño no REM, el cerebro comienza a emitir ondas delta de gran amplitud (75 µV) y baja frecuencia (0,5 a 2 Hz). La respiración y el ritmo cardíaco están en su punto más bajo. Las Parasomnias, una categoría de trastornos del sueño asociados con movimientos corporales anormales y antinaturales, comportamiento anormal, emociones incontrolables y percepciones anormales, ocurren por norma general durante esta etapa. Los trastornos del sueño como los terrores nocturnos, el sonambulismo, la enuresis nocturna (mojar la cama) y el somniloquismo (hablar en voz alta durante el sueño) también están asociados con esta etapa. La cuarta etapa del sueño no REM está asociada con la respiración rítmica y la actividad muscular restringida.

Sueños

Desde un punto de vista científico, no existe una definición fija de lo que constituye «soñar». Un sueño puede interpretarse como una sucesión de imágenes, sonidos y emociones que la mente humana siente durante el sueño. El propósito fundamental y la manifestación del fenómeno del sueño aún no se comprenden claramente, y los científicos tienen varias hipótesis que intentan explicar el proceso. Sin embargo, es comúnmente aceptado entre los científicos que los sueños son esencialmente el resultado de ciertas actividades psicológicas, o neuropsicológicas, que ocurren en cierta parte del cerebro. Los sueños están asociados con el aspecto psicológico del cerebro, la parte no tangible (mente), no la parte tangible (cerebro);

es importante distinguir entre ambas. A lo largo de la vida, se cree que un ser humano pasa unos seis años soñando, lo que representa un promedio de unas dos horas al día si consideramos la esperanza de vida media de una persona. Todavía no está claro cómo y por qué nacen los sueños, o si provienen de un solo origen o de varias partes del cerebro.

Diferencia entre sueños de sueño REM y no REM

Hay una sutil diferencia entre los sueños que ocurren durante las etapas REM y no REM del sueño. Los sueños que tienen lugar durante la etapa no REM son breves y fragmentados; no tienen una impresión duradera en el individuo, y se olvidan fácilmente. En esta etapa en particular es menos probable que el individuo experimente imágenes visuales claras y lúcidas como resultado del proceso del sueño. Durante la fase de sueño REM, por su parte, una parte del cerebro llamada «pons» corta todas las señales químicas asociadas con el funcionamiento de los músculos voluntarios de la médula espinal. Esto causa una parálisis temporal, y el cuerpo se vuelve incapaz de cualquier movimiento voluntario. Es de este pons desde donde se origina la señal del sueño REM; es un mecanismo de defensa natural que evita que la persona se lastime mientras duerme. Los sueños que ocurren durante la fase REM del sueño pueden parecer reales y realistas y pueden llegar a llevar al sujeto a reaccionar físicamente según el modelo particular del sueño. Se cree que el pons secreta acetilcolina, un compuesto químico que actúa como neurotransmisor y que, durante la fase REM, se transmite a diferentes partes del cerebro anterior. Esto causa activación colinérgica en las áreas de tejido afectadas y, a su vez, el fenómeno del «sueño».

Ritmo biológico

Gran parte de nuestro comportamiento sigue ritmos regulares. Los ritmos diarios en el comportamiento y los procesos fisiológicos se encuentran en todo el mundo vegetal y animal, y los humanos contamos con una serie de ciclos naturales que forman parte de nuestra vida diaria. Algunas de ellos operan a lo largo de varias semanas, como el ciclo menstrual humano; otros son mucho más rápidos, como los ciclos implicados en la digestión y la ingesta de alimentos. Algunos ritmos, llamados ritmos circadianos, se basan en las veinticuatro horas del día. Quizás el ritmo circadiano más obvio sea el círculo de sueño-vigilia que alternamos a lo largo de la vida entre los períodos de vigilia y de sueño. La mayoría de los seres humanos tienden a estar despiertos durante el día y a dormir por la noche, lo que nos convierte en animales diurnos. Otros animales, en cambio, permanecen despiertos por la noche y duermen durante el día, y se les llama animales nocturnos.

Patrones de sueño

La investigación del sueño en humanos se lleva a cabo generalmente en un laboratorio del sueño equipado con máquinas para mediciones electrofisiológicas. Los electrodos colocados en el cuero cabelludo controlan el electroencefalograma (EEG); los que están unidos a la cadena controlan la actividad muscular, que se registra a través del electromiograma (EMG), y los electrodos colocados alrededor de los ojos detectan movimientos oculares y se registran como electrooculograma (EOG). Además de los tres anteriores también se pueden utilizar otros electrodos para monitorizar medidas autónomas como el electrocardiograma para la frecuencia cardíaca o ECG, o el electrocardiograma de respiración , o ESC, y la conductancia de la piel, también conocida como la respuesta galvánica de la piel o GSR.

Durante el despertar, el EEG de una persona normal presenta dos patrones básicos de actividad: actividad alfa y actividad beta. La actividad alfa consiste en ondas regulares con una frecuencia media de 8-12 Hz, y el cerebro produce esta actividad cuando la persona descansa en silencio sin estar particularmente excitado o nervioso y sin estar involucrado en una actividad mental intensa. Las ondas alfa ocurren con más frecuencia cuando los ojos están cerrados. La actividad beta consiste en ondas irregulares, principalmente de pequeña amplitud, de 13-30Hz; esta actividad ocurre cuando una persona está alerta y atenta a un evento que se está produciendo a su alrededor o reflexionando.

Durante la noche, una persona normal pasa por cuatro etapas (o niveles) diferentes de sueño varias veces, saltando de un nivel más alto de sueño a un nivel más bajo antes de volver a un nivel más alto. Este ciclo se repite varias veces en una noche típica, aunque los niveles más profundos de sueño generalmente sólo se alcanzan durante los primeros ciclos. Hacia el final de la noche, los ciclos de sueño se vuelven menos profundos y es probable que la persona se despierte fácilmente; estos cambios en el patrón del EEG reflejan la profundidad del sueño de la persona.

Etapa 1: El sueño está marcado por la presencia de cierta actividad theta (3.5-7.5Hz). Este nivel es en realidad una transición entre el sueño y el despertar y dura unos diez minutos. Es el nivel más ligero de sueño del cual usted puede despertar fácilmente. La respiración es irregular y los músculos comienzan a relajarse cuando la persona pasa al siguiente paso.

Etapa 2: El EEG en esta etapa es generalmente irregular, pero contiene períodos de actividad theta, husos de sueño y complejos K. Las husos el sueño son ráfagas cortas de ondas de aproximadamente 12-14 Hz que ocurren entre dos y cinco veces durante la primera y cuarta etapa del sueño. Probablemente representan la actividad de un mecanismo que reduce la sensibilidad del cerebro a las entradas sensoriales y, por lo tanto, mantiene a la persona dormida. El sueño en los ancianos contiene menos husos de sueño, y generalmente va acompañado de un mayor número de despertares por la noche. Los complejos K se dan de manera repentina y son ondas muy marcadas que, a diferencia de los husos del sueño, se encuentran generalmente sólo durante la segunda fase del sueño y se producen espontáneamente a una velocidad de aproximadamente una por minuto, pero a menudo se desencadenan por el ruido. Representan los mecanismos involucrados en mantener a la persona dormida. La segunda etapa del sueño dura aproximadamente quince minutos y es un nivel más profundo de sueño; las personas que se despierten durante este nivel de sueño negarán incluso que hayan llegado a quedarse dormidas.

Etapa 3: El sueño está marcado por la aparición de actividad delta de alta amplitud (menos de 3,5 Hz). Ésta es una transición del sueño más ligero de la primera y segunda etapa a un sueño profundo. La distinción entre la tercera y al cuarta etapa no está clara, pero la tercera fase contiene entre un veinte y un cincuenta por ciento de actividad delta, mientras que la cuarta fase contiene más del cincuenta por ciento. Esta tercera etapa del sueño dura unos veinte minutos.

Etapa 4: Es el nivel más profundo de sueño, y es difícil despertar al durmiente del mismo. También se caracteriza por una actividad delta (EEG inferior a 2,5 Hz) que generalmente tarda más de media hora en obtenerse. Aproximadamente noventa minutos después de la aparición del sueño (y aproximadamente cuarenta y cinco minutos después de la aparición de la cuarta fase) se presenta un cambio repentino en una serie de medidas fisiológicas que se están registrando. La grabación del EEG no está sincronizada (es decir, es irregular, con una atisbo de ondas theta, resultando muy similar al registro obtenido durante la primera etapa del sueño), el EOG registrará que los ojos se mueven rápidamente de lado a lado bajo los párpados y la EMG deja de registrar actividad por una pérdida profunda del tono muscular. Por lo tanto, aparte de algunas contracciones musculares ocasionales, la persona está realmente paralizada durante este período.

Los niños y el sueño

Los hábitos saludables de sueño son importantes para las personas de todas las edades. Sin embargo, cuando se trata de niños, enseñarles los hábitos correctos desde el principio puede salvarlos a ellos y a usted de una gran cantidad de problemas futuros. El sueño es de vital importancia para todos nosotros, pero es especialmente importante para los bebés y los niños en crecimiento. Asegurarse de que sus hijos duermen lo que necesitan es una parte extremadamente importante de ser padres.

El sueño es una de las actividades más importantes y agradables de la vida humana: despertarse sintiéndose refrescado hace que el día sea mucho más placentero y es vital para nuestra salud, mental, emocional y física. Los ritmos circadianos están regulados por la luz y la oscuridad, pero dichos ritmos pueden exigir algo de tiempo antes de desarrollarse por completo. Por lo general, los bebés comienzan a desarrollar estos ciclos de sueño y vigilia a las seis semanas de edad.

Se ha demostrado que, a la edad de dos años, la mayoría de los niños pasan más tiempo durmiendo que despiertos. La mayoría pasan alrededor del cuarenta por ciento de su infancia durmiendo, mientras que los bebés pasan aproximadamente el cincuenta por ciento de su tiempo en cada uno de los estados de sueño REM y no REM. A los seis meses de edad, el sueño REM representa alrededor del treinta por ciento del sueño.

Los recién nacidos duermen un promedio de diez a dieciocho horas al día. Estos períodos de sueño pueden variar a diario, ya sea en sólo unos pocos segundos o incluso en varias horas. El sueño de los recién nacidos se ve interrumpido por su necesidad de ser cambiados, alimentados y alimentados, pero incluso en esta etapa temprana es esencial desarrollar buenos hábitos de sueño.

Se debe acostar a los bebés en el momento en que muestren sopor en lugar de hacerlo una vez que ya estén dormidos. De esta manera, los expertos dicen que aprenderán a dormirse mejor por sí mismos. Como padre, es muy importante estar atento a las señales de sueño de su bebé.

Algunos bebés se frotan los ojos, mientras que otros pueden sentirse inquietos o llorar. Estas señales le dirán que ha llegado el momento de prepararlos para una siesta. Lo importante es ayudarles a acostumbrarse a los ritmos circadianos manteniéndolos más despiertos durante el día con luz y ruido y haciendo que la noche sea oscura y silenciosa, algo que puede ayudar a promover el sueño nocturno.

Para los bebés de tres a once meses de edad, la alimentación nocturna puede ser cada vez menos necesaria. A los nueve meses de edad, el setenta y ocho por ciento de los bebés ya serán capaces de dormir toda la noche sin interrupciones y las siestas serán menos frecuentes a lo largo del día. El establecimiento de horarios diurnos y nocturnos regulares facilitará la transición y la coherencia de estas rutinas, y hacer que el ambiente para dormir sea lo más acogedor posible para el bebé también contribuirá en gran medida a mejorar su sueño.

De los uno a los tres años, los niños necesitan de doce a catorce horas de sueño al día. Una siesta de aproximadamente una a tres horas al día para niños de dieciocho meses de edad o mayores es aceptable, pero no debe tener lugar demasiado cerca de la hora de acostarse. Muchos niños pequeños experimentan trastornos del sueño en esta etapa, incluyendo ansiedad por separación, miedos nocturnos y levantarse de la cama como parte de su nueva independencia. He aquí algunos consejos para ayudarle a resolver estos problemas: asegúrese de que el ambiente del dormitorio sea el mismo todas las noches, incluida la hora de acostarse; establezca límites consistentes, y fomente el uso de un objeto de seguridad, ya sea una manta o un animal de peluche.

Una vez que su hijo está en edad preescolar, de los tres a los cinco años, generalmente pasará a necesitar de once a trece horas por noche. Los niños en esta etapa todavía pueden tener miedos nocturnos y por lo tanto pueden tener dificultad para dormir.

Aquí se aplican los mismos principios que anteriormente. La consistencia, un ambiente acogedor y la seguridad son elementos que contribuyen a establecer buenos hábitos. A medida que su hijo crezca, podrá explicarle con más detalle la importancia del sueño y los horarios regulares para su salud y bienestar.

Una vez que un niño llega a la edad de la preadolescencia, la televisión, los videojuegos, Internet y otros medios de comunicación, así como las bebidas con cafeína, pueden contribuir a los trastornos del sueño. Asegurarse de que haya un ambiente tranquilo, fresco y oscuro, además de la limitación de la televisión y otros medios de comunicación, especialmente antes de acostarse, ayudará a su hijo a descansar mejor por la noche.

Los adolescentes necesitan dormir mucho más que los adultos, puesto que a medida que se envejece se tiene cada vez menos necesidad de dormir. Según la American Sleep Disorders Association, los adolescentes necesitan un promedio de nueve horas y media de sueño por noche. Lo que resulta más interesante es el descubrimiento de los investigadores de que los adolescentes necesitan alrededor de dos horas más de sueño por noche que sus hermanos de ocho a diez años, algo que está en contradicción con la forma en que los padres suelen organizar sus hábitos de sueño. Los padres a menudo permiten que sus hijos adolescentes permanezcan despiertos más tarde que sus hermanos menores.

La velocidad de crecimiento y a los cambios hormonales que ocurren en los adolescentes hacen que sea necesario más tiempo de sueño, y la falta del mismo en esta etapa puede tener varios efectos negativos. El bajo rendimiento académico y los cambios de humor pueden ser sólo algunas de las consecuencias más inmediatas.

Los accidentes automovilísticos y la depresión también pueden deberse a los malos hábitos de sueño.

Para averiguar si su hijo adolescente está durmiendo o no lo suficiente, puede verificar si presenta algunos de los síntomas comunes. ¿Le cuesta levantarse por la mañana? ¿Está irritable por las tardes? ¿Se queda dormido durante el día o con demasiada frecuencia los fines de semana? ¿Se despierta por la noche y tiene problemas para volver a dormir? Si ha respondido afirmativamente a algunas de estas preguntas, es posible que su hijo adolescente no esté durmiendo lo suficiente. Asegúrese de seguir algunas de las pautas mencionadas anteriormente y/o hable con su profesional de la salud sobre cómo comenzar a implementar mejores regímenes de sueño.

Al seguir estas pautas desde el principio, usted tendrá mayores posibilidades de prevenir los trastornos del sueño subsiguientes. Los buenos hábitos de sueño comienzan a establecerse a muy temprana edad, pero si está empezando a instaurarlos ahora en su vida, no olvide las sugerencias anteriores. A los adolescentes se les debe enseñar hábitos de sueño saludables. Al iniciar una conversación con su hijo sobre los beneficios del sueño, puede ayudarlo a entender por qué puede estar aplicando algunas de las reglas menos bienvenidas. Por ejemplo, si usted le explica a su hijo que el uso de los medios de comunicación antes de acostarse puede tener consecuencias negativas en su sueño, es más probable que él o ella siga estas sugerencias.

Tipos de trastornos del sueño

Insomnio

El trastorno del sueño más común en los jóvenes es el insomnio, que se indica por la dificultad para conciliar el sueño. Habitualmente lo causa la histeria y depresión, y es una condición que también dificulta que un individuo permanezca en un estado de sueño durante largos períodos de tiempo, provocando que su sueño sea de mala calidad. El insomnio de corta duración puede deberse a trastornos nerviosos como una enfermedad, estrés en el trabajo, en la escuela o en el círculo social, o cualquier otro evento agotador en la vida de una persona. El insomnio persistente, por otro lado, incluye trastornos del sueño por un mínimo de tres meses.

Apnea del sueño

En la apnea del sueño, la respiración se detiene o se vuelve terriblemente superficial durante el sueño. Cada pausa de respiración suele durar de diez a veinte segundos o más, y las interrupciones pueden ocurrir de veinte a treinta veces o incluso más por hora. En los episodios de apnea, el durmiente se despierta para respirar de nuevo, interrumpiendo el sueño y sufriendo también de una falta temporal de oxígeno.

Los síntomas de la apnea del sueño incluyen:

- Falta frecuente de respiración durante el sueño (apnea).
- Respirar o ahogarse para reiniciar la respiración, despertando regularmente a la persona que duerme o a su pareja.
- Fuertes ronquidos.
- Sensación de falta de frescura después de una noche de sueño y fatiga innecesaria durante el día.

La clase más típica de apnea del sueño es la apnea obstructiva del sueño. Los factores que causan la apnea del sueño son generalmente de naturaleza física, incluyendo el peso o tejidos adicionales (a veces debido a la obesidad o grasa) o amígdalas o adenoides anormalmente grandes. La congestión u obstrucción de los senos paranasales o una forma singular de la cabeza, el cuello o la mandíbula también son factores influyentes.

La CPAP es un dispositivo mecánico que se usa durante el sueño y que proporciona una presión de aire continua para mantener las vías respiratorias abiertas. Este dispositivo mecánico es el tratamiento más recomendado para la apnea del sueño de moderada a grave.

Puede llevar algo de tiempo acostumbrarse a la CPAP, pero proporciona un alivio efectivo cuando se usa de la manera correcta.

Los tratamientos de autoayuda, como perder peso, levantar la parte superior de la cama o dormir de lado, también pueden ser remedios efectivos para la apnea leve del sueño. Los aparatos de ortodoncia y la cirugía dental también son opciones de tratamiento.

Ronquidos

El ronquido, que a menudo se confunde con la apnea del sueño, podría ser un obstáculo importante para la calidad del sueño tanto para usted como para su pareja.

El ronquido es causado por un estrechamiento de las vías respiratorias, ya sea por una mala postura para dormir, exceso de peso o trastornos físicos de la garganta. Un pasaje estrecho para el aire dificulta la respiración y crea el sonido de los ronquidos.

Hay muchos remedios de autoayuda y curas para los ronquidos. Si ronca ligeramente, dormir de costado, levantar la parte superior de la cama o perder peso puede detener los ronquidos. No deje de tratar de encontrar una solución para sus ronquidos, así conseguirá que tanto usted como su pareja puedan dormir mejor.

Síndrome de las Piernas Inquietas (SPI) y Trastorno de Movimiento Periódico de las Extremidades(PLMD)

El deseo de moverse se produce cuando se está en reposo o acostado y se debe principalmente a molestias o hormigueo en las piernas o extremidades afectadas. El movimiento aligera esa sensación, pero sólo de manera temporal.

El Trastorno de Movimiento Periódico de las Extremidades (PLMD) es una condición relacionada que afecta los movimientos involuntarios y rítmicos de las extremidades, tanto durante el sueño como cuando se está despierto. Aunque la mayoría de las personas con síndrome de las piernas inquietas también tienen PLMD, sólo algunas personas con PLMD también tienen SPI.

El SPI puede ser hereditario y extenderse por toda la familia. Remedios alternativos, cambios de vida e incluso adiciones de nutrientes han demostrado ser útiles para las personas con SPI y PLMD.

Narcolepsia

La narcolepsia es un trastorno neurológico que causa somnolencia aguda e incluso puede hacer que una persona se duerma repentinamente y sin previo aviso.

Los ataques de sueño experimentados por los narcolépticos ocurren incluso después de dormir mucho por la noche y dificultan la vida diaria de las personas. Caerse durante actividades como caminar, conducir o trabajar puede tener consecuencias peligrosas.

- Episodios discontinuos e incontrolables de caídas durante el día.
- Somnolencia diurna exagerada.
- Pérdida repentina y transitoria del control muscular en situaciones emocionales (cataplexia).

El tratamiento requiere una combinación de medicamentos, tratamientos conductuales y apoyo.

Trastorno conductual del sueño REM

El trastorno conductual del sueño REM causa interrupciones en el cerebro durante esta parte del sueño. Durante el sueño REM (la parte onírica del sueño), un área del tronco encefálico llamada pons envía señales a la corteza cerebral. Ésta es el área del cerebro responsable de pensar y organizar la información. El pons también envía señales a los músculos del cuerpo durante el sueño REM, causando una especie de breve parálisis.

En una persona con un trastorno conductual del sueño REM, estas señales se transliteran en las imágenes que componen sueños. Si las señales se ven afectadas, el individuo puede realizar físicamente los actos de sus sueños mientras duerme. La cataplexia es una debilidad o parálisis de los músculos. En los pacientes narcolépticos, puede ser causada por el agotamiento y las emociones intensas, y puede ir acompañada de breves y repentinos episodios de risa o indignación.

En los casos de cataplexia, las personas que están de pie pueden llegar a caerse.

Parálisis del sueño

La parálisis del sueño es la incapacidad de mover los brazos, las piernas o todo el cuerpo cuando alguien se va a dormir o se despierta. Por lo general, su duración es particularmente temporal. Las personas que experimentan parálisis del sueño pueden llegar a estar extraordinariamente preocupadas y a menudo recuperan el movimiento sólo si oyen un ruido fuerte u otro impulso.

Jet lag

El jet lag es una condición fisiológica que es consecuencia de cambios en los ritmos circadianos y se evalúa como uno de los trastornos del sueño asociados con el ritmo circadiano.

Trastorno del ritmo circadiano del sueño

El jet lag y el trastorno del sueño por trabajo por turnos son algunos ejemplos de estos trastornos. Las personas que los sufren no son capaces de despertarse y dormir siguiendo las rutinas estándar necesarias para funcionar en un ambiente laboral, estudiantil y social normal.

Síndrome de la fase de sueño retrasado

Es un problema del ritmo circadiano, un trastorno prolongado y crónico en el que se ven afectados la sincronización del sueño, el período de máxima alerta, la temperatura corporal, ritmos hormonales y otros ritmos diarios relacionados con las normas sociales.

período de máxima alerta, la temperatura corporal, ritmos hormonales y otros ritmos diarios relacionados con las normas sociales.

Lo que necesitan saber las mujeres sobre los trastornos del sueño

Las mujeres y los problemas de sueño

Hay suficiente investigación para demostrar que las mujeres son más propensas a los trastornos del sueño que los hombres. Una de las principales razones es la composición hormonal de las mujeres, por ejemplo cuando hay un pico o disminución en los niveles hormonales, especialmente durante el ciclo menstrual, antes o después del embarazo y durante la menopausia. Las mujeres reportan más problemas relacionados con el sueño que los hombres. De hecho, las mujeres son 1,4 veces más propensas a quejarse de insomnio que los hombres. Además, las mujeres a veces tienen problemas de sueño y somnolencia excesivos.

No existe una base racial sobre la cual los trastornos del sueño afecten a las mujeres, pero sus efectos secundarios son numerosos. Existe un mayor riesgo de accidente cerebrovascular y cardiopatía en las mujeres, y la hipertensión y la obesidad también son posibles. Dado que el sueño controla la mayoría de las funciones de nuestro cuerpo, lo más probable es que la falta de sueño sea perjudicial para nuestra salud.

Las investigaciones han demostrado que las mujeres más jóvenes tienden a dormir mejor que las mujeres mayores, aunque en algunos casos las mujeres en edad fértil siguen teniendo problemas relacionados con el sueño. Hay una serie de factores que influyen en los patrones de sueño de una mujer, algunos de los cuales son:

Factores que influyen en los patrones de sueño en las mujeres

Cambios hormonales - Los cambios hormonales durante el ciclo menstrual también causan insomnio o incluso somnolencia diurna. Además de tener efectos directos o indirectos sobre el sueño, también pueden afectar el estado de ánimo y las emociones. Esto se conoce comúnmente como estrés premenstrual, y casi el ochenta por ciento de las mujeres informan de que lo padecen.

Embarazo - El embarazo también puede afectar los patrones de sueño. Usualmente notamos que, durante el primer trimestre, las mujeres necesitan dormir más, incluso durante el día; a lo largo del segundo trimestre esto cambia y los patrones de sueño se vuelven más cómodos. La mayoría de las mujeres sufren de falta de sueño en el tercer trimestre debido a la incomodidad, la necesidad constante de orinar, la acidez estomacal y los movimientos fetales en momentos inesperados. Incluso el dolor en la parte baja de la espalda tiende a mantener despiertas a las mujeres. Algunas veces hay inflamación en el conducto nasal, lo que lleva a que se presente apnea del sueño o ronquidos.

Menstruación y causas relacionadas con la menopausia - La menopausia y el envejecimiento en las mujeres pueden llevar a cambios físicos y hormonales capaces de provocar trastornos del sueño, dándose una tendencia a permanecer despierto por la noche y a estar inquieto durante el día. Las mujeres posmenopáusicas también sufren de sofocos y sudores nocturnos, lo que indica una disminución en los niveles de estrógeno. El sueño profundo sigue siendo difícil de alcanzar en esta época de la vida, y permanecer despierto por la noche es una constante.

Insomnio en mujeres - El insomnio es el trastorno del sueño más comúnmente reportado en las mujeres, seguido de las fluctuaciones en los patrones de sueño, el estrés, la somnolencia diurna y la incapacidad para despertarse a tiempo. El estrés psicológico también puede ser uno de sus desencadenantes, algo particularmente cierto en el caso de las madres que trabajan. Éstas tienden a ignorar la fatiga y otros síntomas similares que pueden llevar a trastornos del sueño a largo plazo. El insomnio en las mujeres puede incluir la incapacidad para conciliar el sueño, dormir profundamente o levantarse demasiado temprano. Muchas también tienen dificultad para volver a dormir una vez que están despiertas.

Las mujeres posmenopáusicas tienden a sufrir de trastornos respiratorios del sueño; el resultado son ronquidos fuertes y sueño profundo interrumpido. La mayoría de las mujeres no pueden volver a dormirse y a menudo están cansadas durante el día. Éste es el momento en que la apnea del sueño se instala en las mujeres mayores de cincuenta años. Las mujeres también pueden sufrir del síndrome de las piernas inquietas (SPI) o del trastorno del movimiento periódico de las extremidades (PLMD). Ambos pueden ser muy perjudiciales para el sueño profundo, y las causas reales de estas afecciones no son realmente conocidas. El SPI tiende a aparecer justo antes de que la persona se duerma y es una tensión constante en las pantorrillas; una tensión que puede aliviarse con el movimiento, movimiento que en ocasiones ocurre de forma involuntaria. El PLMD causa movimientos periódicos de las piernas que tienden a despertar a la persona afectada y es también una causa de insomnio, aunque en casos concretos puede llegar a tener el efecto contrario, causando sueño excesivo. Estos dos trastornos se observan comúnmente en los ancianos.

La somnolencia excesiva durante el día se conoce como narcolepsia: se caracteriza por ataques de sueño y lo que se llama cataplejía. Un ataque de sueño es una necesidad incontrolable de quedarse dormido, mientras que la cataplejía se caracteriza por una pérdida repentina del tono muscular ante la cual una persona tendrá un episodio emocional injustificado. La parálisis del sueño y las alucinaciones hipnagógicas también se dan de manera ocasional. Hoy en día, las mujeres tienden a asumir múltiples roles a la vez: profesional, esposa, madre, cuidadora, etc., a menudo con tiempo reducido para los mismos y niveles extremos de estrés que provocan la falta de sueño como un resultado natural. El trabajo y el estilo de vida errático también tienden a provocar trastornos del sueño, que son aún más pronunciados cuando se enfrentan a desequilibrios hormonales.

Muchas mujeres encuentran reconfortante tomar cafeína o nicotina a la hora de acostarse. Sin embargo, son estimulantes que a menudo no ayudan a inducir un sueño reparador. Lo mismo se aplica a los vicios como el alcohol, que pueden llevar a un sueño fragmentado y a pesadillas. Los trastornos del sueño suelen ser comunes en las mujeres mayores.

Tener sobrepeso pone a la mujer en riesgo de sufrir trastornos del sueño, y entre ellos los tres más comunes son los siguientes, si bien los síntomas tienden a superponerse.

Factores de riesgo relacionados con el sueño en caso de sobrepeso

Incapacidad para conciliar el sueño: Este es a menudo el caso de las mujeres jóvenes con sobrepeso, y está directamente relacionado con un estilo de vida poco saludable y una existencia muy estresante.

Incapacidad para permanecer dormida: Despertarse constantemente por varias razones también se da en personas con sobrepeso. Otras razones relacionadas con la salud pueden incluir el último trimestre del embarazo, la artritis crónica y el posible uso de analgésicos.

Somnolencia diurna constante: La mayoría de las mujeres posmenopáusicas sufren de somnolencia excesiva durante el día. Algunas veces los conductos nasales tienden a obstruirse, resultando en ronquidos ruidosos que tienen un efecto disuasivo adicional sobre el buen sueño. Cuando se trata de mujeres y problemas de sueño, hay una serie de razones por las que las que pueden sufrirlos y, en muchos casos, es el orden natural de las cosas basado en el estado hormonal de la mujer. Reconocer los síntomas y obtener ayuda rápidamente de un especialista puede ser la mejor baza para reducirlos.

Problemas médicos y demasiado sueño

Cuando se trata de dormir, como con todo lo demás en la vida, se ha comprobado que la moderación es la clave para una buena salud y vivir una vida prolongada. Dormir muy poco causa problemas de salud. ¿Sabía usted que dormir demasiado puede causar los mismos o más problemas médicos, como por ejemplo la diabetes y enfermedades cardíacas, y está relacionado con el aumento de peso, la enfermedad de Parkinson y la depresión? ¿Está durmiendo demasiado? Los investigadores señalan que la cantidad de sueño varía con la edad y que las personas que están estresadas o enfermas tienden a dormir más. Otros factores que causan el sueño excesivo aparecen en aquellas personas que tienen menos acceso a la atención médica, y que por lo tanto pueden sufrir de enfermedades mentales y físicas no diagnosticadas, como enfermedades cardíacas y depresión. Las personas que abusan del alcohol y las drogas se suman a los que tienden a dormir demasiado, y luego están aquellos que aman dormir o al menos tomar una siesta por la tarde.

La National Sleep Foundation recomienda que los adultos duerman de siete a nueve horas por noche. Algunas investigaciones han demostrado que una duración del sueño de nueve horas o más está asociada con una mayor propensión a la enfermedad y la muerte. ¿Cuáles son los problemas médicos que hacen que la gente duerma demasiado?

La hipersomnia es una condición médica que causa somnolencia extrema durante el día y no se alivia con siestas. Las personas con hipersomnia tienen sed de sueño y pueden sufrir de ansiedad, falta de energía y falta de concentración. No sólo duermen a diferentes horas del día, sino que también duermen durante largos períodos de tiempo en la noche. Las causas de la hipersomnia son el daño cerebral, la depresión clínica, la uremia, la obesidad y la fibromialgia. Los síntomas son similares a los de otros trastornos del sueño como la narcolepsia, la apnea del sueño y el síndrome de las piernas inquietas (SPI). Algunas personas sufren de hipersomnia como resultado del abuso de drogas o alcohol, la abstinencia de las mismas, o como efecto secundario, como ocurre con algunas drogas psicotrópicas para la depresión, la ansiedad o el trastorno bipolar.

El síndrome de Kleine-Levin es la forma más reconocida de hipersomnia recurrente, aunque es muy raro. Las personas afectadas a menudo duermen hasta dieciocho horas al día y no se sienten descansadas cuando se despiertan. Los pacientes con el síndrome de Kleine-Levin sólo se despiertan para ir al baño y come y, cuando están despiertos, tienden a estar confundidos, letárgicos e indiferentes al mundo que los rodea. Muchos no pueden ir a la escuela, trabajar o incluso cuidar de sí mismos. Se desconoce la causa de Kleine-Levin. Este trastorno afecta más a los adolescentes que a los adultos y, en muchos casos, desaparece tan misteriosamente como aparece, a menudo cuando los pacientes llegan a los veinte años.

La diabetes no insulinodependiente (diabetes tipo 2) se ha asociado con aquellos que duermen más de nueve horas y menos de cinco horas por noche con un riesgo de más del cincuenta por ciento, como se comprobó con un estudio de casi nueve mil estadounidenses. No se sabe por qué el aumento de la duración del sueño contribuye a la diabetes, aunque el aumento del tiempo de sueño para compensar una falta previa del mismo es una posible razón; se necesitan estudios adicionales para determinar si los períodos de sueño más prolongados en realidad empeoran el síndrome metabólico, puesto que en realidad es un conjunto de factores de riesgo que incluyen la presión arterial alta, la obesidad y la resistencia a la insulina y que contribuyen a las enfermedades cardíacas y a los accidentes cerebrovasculares.

La obesidad afecta tanto a los que duermen muy poco como a los que duermen de nueve a diez horas por noche. Según un informe, el veintiuno por ciento de las personas monitoreadas durante un período de seis años presentaban más probabilidades de tener sobrepeso al dormir demasiado en comparación con aquellos que dormían entre siete y ocho horas, incluso si se tenía en cuenta la ingesta calórica y el ejercicio.

Por otro lado, casi la mitad de los que dormían nueve horas o más cada noche eran físicamente inactivos durante el día, lo cual se asocia con otros problemas de salud que hacen que el ejercicio sea más difícil.

Los dolores de cabeza, el dolor de espalda y otras enfermedades menores hacen que las personas duerman más de lo normal. Pero, ¿sabía usted que el sueño excesivo causa dolores de cabeza? Cuando usted duerme demasiado, su cerebro produce más serotonina, una hormona que afecta a nuestros neurotransmisores y causa dolor de cabeza por la mañana. Demasiado tiempo en la cama puede causar rigidez y dolor de espalda. No sólo es importante que tenga el colchón adecuado para su espalda, también debe tener un programa regular de ejercicios para mantener su peso y no pasar en la cama más de siete u ocho horas. Cuanto más tiempo permanezca en la cama, más tiempo le tomará a su espalda ajustarse a su peso redistribuido y a la rigidez que acarrea ponerse en pie.

La enfermedad mental está asociada con patrones de sueño irregulares. La depresión puede empeorar cuando duerme demasiado, y es importante mantener patrones de sueño regulares para recuperarse. El TAE o trastorno afectivo estacional es una afección en la que el cerebro produce demasiada melatonina debido a las insuficientes horas de luz del día, lo que lleva a las personas a dormir más tiempo y a tomar siestas por la tarde. El TAE desencadena sentimientos de desesperanza, tristeza, culpa, desesperanza o ansiedad. Puede que le que las tareas normales se vuelven frustrantes, que llore sin razón aparente o que sea incapaz de concentrarse. El ejercicio, la vitamina D y la terapia de luz ayudan a las personas con TAE.

Es un treinta y ocho por ciento más probable que se presente una enfermedad cardiovascular en mujeres que duermen de nueve a once horas por noche, según un informe de The Nurses' Health Study que incluía a casi setenta y dos mil mujeres que dormían de siete a ocho horas. Después de diez horas de sueño, la tasa de mortalidad por ataque cardíaco o accidente cerebrovascular entre las mujeres mayores de setenta años aumentó en un ciento sesenta y siete por ciento, mientras que, entre los hombres de cincuenta a cincuenta y nueve años, aumentó en un doscientos ochenta y seis por ciento. Los investigadores aún no han identificado una razón para la relación entre el sueño excesivo y la enfermedad cardiaca. Las pruebas no muestran cuál de los dos factores se presenta primero: la enfermedad arterial o la tendencia a dormir más tiempo de lo normal.

Es hasta dos veces más probable que se desarrolle la enfermedad de Parkinson en personas que duermen al menos nueve horas respecto a aquellas que duermen seis horas o menos. Un estudio del Instituto Nacional de Salud, una agencia del gobierno de Estados Unidos, estudió a ochenta mil enfermeras durante veinticuatro años y encontró que el sesenta por ciento de las que dormían ocho horas eran propensas a la enfermedad, mientras que las que dormían siete horas sólo presentaban una propensión del diez por ciento. Los que estaban en mayor riesgo eran los que dormían al menos nueve horas por noche, con un ochenta por ciento.

Lo que encontraron interesante fue que los trabajadores nocturnos tenían niveles más bajos de melatonina y estradiol. Algunos científicos creen que los índices más altos contribuyen al desarrollo de la enfermedad de Parkinson y que la necesidad de dormir puede ser una señal temprana de la enfermedad. Otros síntomas incluyen temblores, rigidez y una lentitud gradual del cuerpo.

Reglas básicas para un mejor sueño

Millones de personas tienen problemas para dormir. De hecho, se estima que el diez por ciento de los estadounidenses sufren de insomnio en algún momento, y como resultado, cada noche se consumen millones de pastillas para dormir. Hay, sin embargo, hay varias cosas que usted puede hacer que mejorarán enormemente su sueño, y sorprendentemente, muchas personas que sufren de insomnio nunca las usan. Es bien sabido que el sueño se ve afectado tanto por factores fisiológicos (cuerpo) como psicológicos (mente). Ambos necesitan ser tratados si quiere mejorar su sueño. Los factores corporales están relacionados con lo que se llama el «reloj biológico».

En realidad, hay varios relojes en el cuerpo; uno está directamente relacionado con el sueño. Muchos otros están indirectamente relacionados en la regulación de las hormonas que emite su cuerpo durante la noche, como la melatonina, la serotonina, la hormona del crecimiento y el cortisol. Otro reloj también regula la temperatura corporal durante toda la noche. En circunstancias ideales, todos estos relojes están sincronizados.

Los factores psicológicos o mentales que afectan su sueño son sus pensamientos, emociones, ansiedad, estrés, etc. Generalmente se asocian con una mente hiperactiva, y se ha demostrado que las personas que sufren de insomnio tienen precisamente este tipo de mente. En particular, sus mentes están llenas de pensamientos ansiosos que crean emociones negativas y estrés que les impiden dormir. Lo que debe hacer es controlar tanto su reloj corporal como su mente si quiere dormir bien por la noche. Las cinco reglas que le ayudarán a hacer esto son las siguientes:

1. Empiece por reajustar su reloj corporal.

Su reloj biológico es como un reloj ordinario en el sentido de que tiene un período de veinticuatro horas. Al igual que los relojes comunes, puede estar desajustado. ¿Qué significa eso? Su reloj corporal se adapta a su horario de sueño y vigilia, y puesto que conoce ese horario, le indica a su cuerpo cuándo debe prepararse para irse a la cama y cuándo debe levantarse por la mañana. Mientras usted mantenga un horario regular, este reloj funcionará de manera eficiente, pero si se acuesta tarde y comienza a levantarse tarde, especialmente los fines de semana, su reloj corporal no podrá ajustarse correctamente, y usted notará que no está durmiendo a la hora programada o que está despertándose antes de la hora normal. En resumen, su reloj corporal ya no es da bien la hora, y debe ser reajustado.

Además, el reloj corporal controla la temperatura corporal durante la noche, permitiendo que caiga uno o dos grados hasta las cuatro de la mañana antes de comenzar a aumentar su temperatura lentamente, y tras unos dos horas se produce el momento del despertar. Si la hora de acostarse y la hora de despertarse son irregulares, este reloj no sabe cuándo se despierta. Por lo tanto, debe restablecerlo reanudando un programa regular.

2. Una vez que el reloj de su cuerpo se reajuste, deberá desarrollar suficiente necesidad de dormir, lo que a su vez crea una «presión» de sueño que lo pone a dormir.

Para crear la necesidad del sueño se debe provocar un «déficit de sueño». La mayoría de las personas permanecen despiertas unas dieciséis horas al día, lo que significa que tienen un déficit de sueño de ocho horas cuando se acuestan. Sin embargo, si usted tiene dificultad para dormir, una falta de ocho horas de sueño puede no ser suficiente para hacer que se duerma rápidamente. Su déficit de sueño, que crea su necesidad de dormir, aumenta al permanecer despierto y activo el mayor tiempo posible durante el día. En particular, asegúrese de recibir la mayor cantidad de luz solar posible (es la luz solar la que acumula su necesidad de dormir). Además, no debe tomar siestas durante el día (suponiendo que tenga insomnio), y debe asegurarse de no dormir hasta más tarde para compensar el sueño que pueda haber perdido por la noche. Si ha perdido algo de sueño (asumiendo que no se haya levantado tarde), su necesidad de dormir será mayor la noche siguiente porque tendrá un mayor déficit de sueño. Esto creará una «presión» adicional para que dormir.

3. Asegúrese de «prepararse» para dormir.

Muchas personas están tensas y tienen pensamientos de ansiedad todo el día (especialmente debido a nuestra sociedad, llena de presión y de ritmos acelerados). Tienen dificultad para relajarse antes de acostarse. Sus mentes están a «plena capacidad» durante todo el día y no consiguen apagarla antes de irse a la cama. Es importante, sin embargo, asegurarse de «soltarlo todo» antes de acostarse. Usualmente hay dos tipos de pensamientos en sus mentes: los no emocionales y los emocionales. Lo peor es el pensamiento emocional, pero los pensamientos no emocionales (decisiones, planificación para el día siguiente) también pueden ser un problema. Es importante planificar un período de «recuperación» antes de acostarse para deshacerse de ambos tipos de pensamientos, lo que significa que debe pasar por lo menos media hora (o preferiblemente una hora) relajándose y preparándose para dormir. A continuación tiene una lista de cosas que puede hacer mientras tanto:

*Leer

*Ver la televisión (asegúrese de que no sea violenta)

*Tomar un baño caliente

*Meditar

Asegúrese de que su mente esté «tranquila» antes de irse a la cama. Además, debe asegurarse de que tiene sueño. Si no tiene sueño, espere hasta que lo tenga.

4. Una vez en la cama, no intente forzarse a dormir.

El objetivo, una vez en la cama, es permitirle quedarse dormido lo más rápido posible. Si está despierto durante media hora o más, no caiga en la trampa de tratar de obligarse a dormir. De hecho, es lo peor que puede hacer. Piense en cuando era más joven y dormía bien. ¿Se acostaba e intentaba dormir? No, el sueño llegaba sin más, normalmente sin esfuerzo. Así que no intente obligarse a dormir; déjese llevar naturalmente. Puede parecer más fácil decirlo que hacerlo, pero si su necesidad de dormir está bien establecida y tiene un buen déficit de sueño, lo conseguirá. Si todavía está despierto después de una hora, levántese, vaya a otra habitación y lea o medite hasta que tenga sueño.

5. Calme su mente

Si todavía tiene problemas, tendrá que calmarse un poco más, y hay varios enfoques diferentes para ello. Lo primero que hay que hacer es despejar completamente la mente, vaciarla. Luego piense en una buena foto: una escena de montaña que vio un día, un buen día en la playa o una reunión familiar. Mantenga su mente fija en ello. Relájese y disfrútelo hasta que se duerma.

Finalmente, no se preocupe si no tiene siete u ocho horas de sueño. Si pierde el sueño, ello le ayudará a desarrollar una mejor necesidad de sueño para dormir mejor la noche siguiente. Y no se preocupe si se despierta por la noche; acéptelo, relájese, dese la vuelta para volver a dormir.

Solución para aliviar el estrés: Dormir

¡Si está buscando relajarse, no busque más allá de su cama y almohada! ¡Lo que necesita es la cantidad y el tipo de sueño adecuado si realmente quiere controlar su estrés!

Una encuesta realizada por la Nacional Sleep Foundation descubrió que la privación del sueño es un problema para más de la mitad de la fuerza laboral estadounidense. Sus datos sugieren que, durante el último siglo, hemos reducido nuestro tiempo promedio de sueño en un veinte por ciento.

Por supuesto, supongo que la mayoría de nosotros reconocemos que, si no dormimos lo suficiente durante una o dos noches, es posible que no funcionemos tan bien al día siguiente. Si hacemos un trabajo donde la precisión es muy importante, o si conducimos largas distancias, ciertamente no queremos tener sueño. Y podemos incluso darnos cuenta de que dormir lo suficiente afecta nuestro sistema inmunológico; con la falta de sueño, es más probable que estemos enfermos. Pero vincular la cantidad óptima de sueño a varias enfermedades e incluso a nuestra longevidad.... bueno, ¡quizás sea algo a tener en cuenta!

¡De hecho, la falta de sueño afecta seriamente a nuestra salud en general! En *Super Foods Health style*, Steven G. Pratt informa que una falta de sueño de sólo tres o cuatro horas a la semana puede tener un impacto directo en lo siguiente:

- Obesidad

- Enfermedad de las arterias coronarias

- Hipertensión

- Diabetes

- Función inmune

- Rendimiento cognitivo

- Longevidad

La falta de sueño es un factor estresante, y cuando usted no duerme lo suficiente, sus glucocorticoides aumentan. Estos son los principales grupos hormonales responsables de la respuesta al estrés en su cuerpo; el grupo de hormonas del estrés que se liberan durante la respuesta al estrés se denominan glucocorticoides, e incluyen norepinefrina, adrenalina y una variedad de otras hormonas diseñadas para que esté lo más alerta posible.

Si estos niveles de glucocorticoides aumentan, en realidad pueden inhibir su capacidad para dormir. En otras palabras, la falta de sueño desencadena las mismas hormonas que lo mantendrán despierto. La buena noticia es que, si está lo suficientemente agotado, seguirá durmiendo, pero, aun así, la calidad de su sueño se verá afectada por estas hormonas.

Pierda el sueño - ¡Muera joven!

No necesita perder grandes cantidades de sueño antes de que llegue a causar estragos. Un estudio encontró que dormir menos de cuatro horas por noche se asoció con una tasa de mortalidad un 2,8 veces mayor para los hombres y un 1,5 veces mayor para las mujeres. El autor de este estudio también encontró que la duración del sueño era un mejor predictor de la mortalidad que el fumar, la enfermedad cardiaca o la presión arterial alta.

Otro estudio encontró que las personas que dormían seis horas o menos por noche tenían una tasa de mortalidad un setenta por ciento más alta durante un período de nueve años que las que dormían de siete a ocho horas por noche.

Más importante que la cantidad de sueño es el tipo de sueño que obtenemos. Aunque hay varias etapas del sueño, la más importante es el sueño REM o sueño rápido. Durante esta fase del sueño, la corteza sensorial secundaria, un importante centro de procesamiento para el cerebro, se activa, y es ahí donde procesamos la información sin estimulación visual o auditiva. O lo que es lo mismo, ¡gracias a ella soñamos!

¿Qué pasa realmente cuando sueño?

En la década de 1970, hubo extensos estudios del sueño en la Universidad de Berkeley, en California. Fue a través de estos y posteriores estudios que descubrimos las etapas del sueño, lo que hace cada una de ellas, ¡y lo que sucede cuando no una persona no las experimenta!

Durante el sueño, muchas partes diferentes de nuestro cerebro, incluyendo el sistema limbal, la parte emocional de nuestro cerebro, son muy activas y parecen procesar las emociones del día.

La terapia ocular rápida aprovecha el poder del REM al poner a una persona en los mismos patrones de ondas cerebrales que se encuentran en el cerebro durante el REM para que podamos tratar rápida y fácilmente las emociones conscientes e inconscientes. (Vea la sección Manejo de las Emociones para más información).

Podríamos decir que cuando está privado de sueño, pierde la oportunidad de lidiar literalmente con las emociones del día. ¡Es como si tuviera su propia sesión de terapia todas las noches! De hecho, durante la etapa REM del sueño, los ojos parpadean rápidamente, pero los globos oculares se mueven en varias posiciones que provocan la activación en ciertas partes del cerebro en el siguiente orden:

- Cuando mira a la derecha o a la izquierda, la parte auditiva del cerebro comienza a activarse y procesa todo lo que ha OÍDO.
- Los ojos se mueven hacia la izquierda y los centros de memoria del cerebro comienzan a procesar RECUERDOS.
- Los ojos miran hacia arriba, causando que la corteza visual se active, tratando todo lo que usted ha visto.
- Los ojos después miran hacia arriba y hacia la derecha, activando el área del cerebro que está realizando sus ESQUEMAS habituales.
- Finalmente los ojos miran directamente hacia abajo, activando las áreas límbicas del cerebro y procesando todas las emociones; todo lo que SIENTE.

¡Este proceso es lo que yo llamo un «body google»: la búsqueda de todos los eventos estresantes que sobrecargan su cuerpo y su cerebro! Este proceso se repite durante unos veinte minutos, mientras usted sueña. Parece que el cuerpo está literalmente diseñado para manejar el estrés del día, ¡especialmente cuando ve lo que sucede después!

Al final de todos estos parpadeos y giros de los ojos ocurre algo muy extraño. ¡Los ojos giran hacia atrás en la cabeza, y hay un «gas» literal de iones cargados negativamente que salen de los ojos! ¿QUÉ DEMONIOS ES ESO? ¡Parece que después de todo este «googleo», el «residuo» de todo el estrés del día sale de su cuerpo como iones cargados negativamente! Le pasa todas las noches, y debería pasar tres veces por noche, si duerme lo suficiente.

¿Quién iba a pensar que mientras dormía, estaba trabajando en sus "problemas" y ocupándose de todas las cosas que lo estresan? Lo que asusta es que muchos somníferos, como el popular Ambien, le impiden pasar a la fase REM del sueño. ¡Se está perdiendo un gran beneficio del sueño!

De hecho, estudios posteriores han encontrado que condiciones como la depresión posparto pueden ser causadas por el hecho de que la madre se despierta con el bebé tan a menudo por la noche que nunca duerme con el sueño REM. Se cree que ésta es una de las principales causas de depresión o ansiedad en las madres primerizas.

Las hormonas glucocorticoides que se liberan durante el estrés no sólo dificultan el sueño, sino que también pueden interrumpir la fase REM del mismo.

Está claro que todas las etapas del sueño tienen un propósito y que perderse las etapas del sueño REM, o no tener suficiente sueño por no dormir lo suficiente, puede tener consecuencias peligrosas.

¿Cuánto sueño necesitamos?

Para obtener la experiencia REM tres veces por noche, y todas las etapas del sueño, lo que realmente necesita tener un rendimiento óptimo y prevenir la respuesta al estrés en el cuerpo, para lo que se sugieren las siguientes pautas:

- Un niño entre las edades de seis y doce años necesitará dormir de 10:30 am a 11:30 am por noche.

- Un adolescente necesitará dormir un poco menos, probablemente de nueve a diez horas por noche.

- Un adulto debe dormir de siete a ocho horas por noche.

Además, es mejor dormir por la noche que durante el día. De hecho, dormir entre las 10 pm y las 6 am se considera lo más óptimo. Esto permite que su cuerpo restaure sus niveles necesarios de melatonina de una manera natural.

Creación de un entorno pacífico

El ambiente a su alrededor tiene un efecto absoluto en su capacidad de relajarse y quedarse dormido. Aquí hay algunas sugerencias para crear un ambiente de paz, basadas en mi experiencia con el Feng Shui:

- No coloque su cama directamente debajo de una ventana

Trate de evitar esta posición, ya que la energía del exterior le afecta toda la noche. Si tiene que dormir debajo de una ventana, coloque una sábana pesada sobre la misma y manténgala cerrada por la noche.

- Deshágase de las luces

¡Incluso un reloj despertador brillante puede activar su glándula pineal, indicando que es hora de despertarse en lugar de quedarse dormido! ¡Cubra todas las luces que no se apaguen y notará lo mucho mejor que duerme y que le resulta más fácil dormir durante más tiempo! Cubra las ventanas si el sol sale demasiado temprano.

- NUNCA instale un equipo de TV/oficina en su dormitorio

Los CEM (campos electromagnéticos) de estos equipos perturbarán su sueño (¡sin mencionar su vida amorosa!). El que no pueda verlos no significa que no sean reales, y los CEM son reales. A veces es inevitable, pero perturba el sueño y, si puede, instale el televisor y los ordenadores fuera del dormitorio.

- No duerma directamente frente a un espejo

Lo crea o no, puede ver con los ojos cerrados, y ver una imagen de lo que podría parecer otra persona no invitada en la habitación puede causar ansiedad, ¡incluso mientras duerme! ¡Parece una locura, pero cierto!

- ¡Limpie su cama!

¡Su madre tenía razón! Meterse en una cama limpia y fresca puede tener un efecto muy calmante en el cuerpo. El volver a hacer la cama también evita que los animales y el polvo y la energía no deseados se posen sobre sus sábanas. Cierre los cajones, recoja su ropa y obtendrá una medida extra de descanso tranquilo y pacífico.

El somnífero natural de su cuerpo

Hemos hablado de cómo los somníferos recetados inhiben el sueño REM e incluso pueden hacer más daño que bien. ¿Qué puede hacer si no puede dormir? ¡Reequilibre su cuerpo volviendo a la Madre Naturaleza!

La melatonina es una hormona natural producida por la glándula pineal de su cuerpo. Durante el día esta glándula está inactiva, pero cuando llega la oscuridad, la pineal reacciona y comienza a producir melatonina activamente. Para obtener suficiente melatonina:

1. Duerma toda la noche en completa oscuridad

2. Tome un suplemento que produzca melatonina

Cierre los ojos por la noche para evitar la diabetes, perder peso, fortalecer su sistema inmunológico, ¡sentirse mejor y vivir más tiempo!

PUNTOS DE ACCIÓN

- Comprométase a acostarse antes de las 10:00 p.m.

- Elija de la lista algo que pueda cambiar en su entorno de sueño.

- Tome un somnífero a base de aminoácidos o suplementos como el magnesio o suplementos de calcio como CALM.

Cómo dormir mejor

He aquí una lista de lo que creo que son las diez cosas más importantes que puede hacer para mejorar su sueño. Ya hayan sido unas cuantas noches de sueño intranquilo o insomnio, estos consejos me han ayudado a mí y a otras personas que conozco bien. Se las presento ordenadas de mayor importancia a menor; le aconsejo encarecidamente que siga estos consejos y su sueño mejorará:

1) No tome siestas durante el día.

Lo más importante que puede hacer para mejorar el sueño en mi experiencia es NUNCA tomar una siesta o dormir durante el día, no importa lo cansado que esté. Puede resultar muy difícil si está muy cansado, pero valdrá la pena y a la larga será más fácil.

La razón por la que no debería tomar una siesta es que, si tiene problemas para dormir, lo que necesita hace es restablecer rápidamente su ritmo circadiano, y la mejor manera de hacerlo que he encontrado es evitar las siestas diarias. Si continúa tomándose una siesta, sólo retrasará este restablecimiento y prolongará sus problemas de sueño. Ésta es la primera parte del restablecimiento del ritmo circadiano. Siga este paso antes de continuar con el paso dos.

2) Despertarse más temprano de lo habitual.

La segunda parte de restablecer el ritmo circadiano es ajustar el despertador para que lo despierte antes de lo habitual. Incluso si se despierta media hora antes de lo habitual, conseguirá una gran diferencia en el ajuste de su ritmo de sueño. Media hora es lo mínimo; inténtalo durante una hora si puede. También es un paso muy importante para empezar a dormir de forma saludable y refrescante todas las noches.

La razón por la que funciona bien es que, si el cuerpo está acostumbrado a recuperar el sueño durmiendo hasta más tarde por la mañana, no se prepara adecuadamente para dormir por la noche. Es difícil controlar cuando se duerme uno, pero sí puede controlar cuando se despierta. Cuando usted cambia la hora de despertarse, puede cambiar más fácilmente todo su ciclo de sueño. Ponga su despertador de media hora antes a una hora.

3) No hacer nada más en la cama que dormir y tener relaciones sexuales.

Actividades como leer, ver la televisión, jugar, hablar por teléfono y comer deben quedar prohibidas en la cama. A partir de ahora, en ella sólo debe darse el sueño y el sexo. Si quiere leer, busque una silla cómoda; si quieres ver la televisión, siéntese en la sala de estar (yo prohibí mi televisor en mi habitación). Esta técnica utiliza una simple escuela de psicología conocida como el conductualismo: usted debe establecer asociaciones entre la cama y el sueño, no entre la cama y la excitación o la tensión de otras actividades. Cualquier cosa que haga en la cama, su subconsciente lo asociará con estar en la cama.

Por ejemplo, si ve películas de terror en la cama, cada vez que se acueste tu subconsciente pensará en las películas de terror y en la emoción y el miedo que conllevan. Como resultado, su ritmo cardíaco aumentará y su mente tendrá dificultades para relajarse. No es una buena manera de prepararse para dormir. Por supuesto, esto es un poco exagerado, pero muestra el poder del conductismo.

4) Esconda el reloj.

Es simple: cuando sabes que no puede dormir y recuerda que no puede dormir, la situación se vuelve estresante, especialmente si su día comienza muy temprano. Así que hágase un favor y deshágase del reloj despertador que brilla en la oscuridad y aparte su teléfono a otro lugar de la habitación si lo usa como alarma. ¡Deshágase también del reloj de cuco, es anticuado y aburrido de todos modos!

5) Haga ejercicio regularmente.

El ejercicio regular mejorará muchas funciones corporales como la presión arterial, la frecuencia cardíaca, el desarrollo óseo y muscular, el control del estrés, el alivio de la tensión muscular, etc. El tipo de ejercicio y la hora del día en que lo hace es importante; el ejercicio por la tarde parece ser el más beneficioso y ciertamente está relacionado con mi propia experiencia. Me gusta quedarme dormido alrededor de la medianoche, así que el ejercicio entre las 2:00 p.m. y las 4:00 p.m. es muy beneficioso.

Hacer ejercicio a altas horas de la noche no es una buena idea. Yo mismo tengo problemas para relajarme después de un entrenamiento intenso. Si necesita hacer ejercicio por la noche debido a ciertos compromisos, le aconsejo que lo haga al menos tres horas antes de acostarse. Esto le dará tiempo suficiente para relajarse.

6) Si no puede dormir, levántese y haga algo realmente aburrido.

Es un consejo que odio, porque cada vez que no puedo hacer algo, como la mayoría de la gente, quiero esforzarme más. Cuando se trata de dormir, tratar conscientemente de dormir más es contraproducente, como todos sabemos, la mayoría de nosotros a través de nuestras propias experiencias. Así que lo mejor es levantarse, encender la luz y hacer algo aburrido durante quince minutos. Esto no incluye ver televisión, revisar correos electrónicos, hacer ejercicio, etc. La actividad DEBE ser aburrida, como por ejemplo reorganizar el cajón de los calcetines (¡a menos que le guste reorganizar el cajón de los calcetines!) o contar cuántas monedas tiene en el bote donde guarda su cambio. Esencialmente debe ser algo que encuentre terriblemente aburrido.

La razón detrás de esto también se basa en el conductismo básico. No se debe recompensar la mala conducta. Debe castigarla, al igual que debe recompensar la buena conducta. En este caso, usted castigará a su subconsciente por no dormir dándole algo aburrido, algo que llevará a su mente a entender que permanecer despierto es como estar aburrido. Así que su mente querrá dormir cuando esté en la cama. La actividad aburrida también le ayudará a dormirse.

7) No tome cafeína o alcohol después de las 3 pm.

Trate de evitar el alcohol por completo y no lo use como ayuda para dormir. La cafeína obviamente lo mantendrá despierto. Si toma mucha cafeína, trate de reducir a cinco tazas al día o menos y no beba después de las 3:00 p.m. No recomiendo eliminar la cafeína por completo, porque el té, en particular, tiene varios beneficios para la salud, incluido el apoyo a las funciones cardiovasculares que mejorarán la salud general y, por lo tanto, el sueño. No se pases con la cafeína. La mayoría de la gente piensa que el alcohol nos ayuda a dormir mejor, pero incluso si el alcohol nos hace sentir somnolientos y cansados, también hace más difícil para la mayoría de la gente conseguir un sueño reparador y profundo, que es la parte más importante de una buena noche de sueño. ¿Alguna vez ha notado que después de una noche de copas, puede dormir más de lo habitual, pero se siente más cansado? Así que trato de limitar la cantidad de alcohol que tomo. Si usted es un bebedor empedernido y tiene dificultad para dormir, le sugiero que reduzca su consumo tanto como sea posible. Notará los beneficios.

8) Use calcetines en la cama... de verdad.

Recientemente, investigadores holandeses han descubierto que usar calcetines en la cama le ayudará a obtener un sueño mucho más reparador. Han descubierto que el uso de calcetines aumenta la temperatura de los pies, lo que indica a las neuronas del cerebro que se duerman. Esto se debe probablemente a que tenemos los pies más calientes, lo que nos hace sentir más cómodos y seguros. Funciona para mí, de todos modos.

De lo que quiere asegurarse usted es de no tener demasiado calor en la cama, así que, aunque usar calcetines es una buena idea, trate de no usar más ropa. Nunca duermo con camiseta, porque tengo demasiado calor y me agito y a menudo me despierto. Si es lo suficientemente valiente, le sugiero que sólo use calcetines para dormir. No olvides vestirse cuando se levante por la mañana si tiene compañía. ¡No queremos que parezca un exhibicionista!

9) Ríase hasta que se duerma.

El estrés es una de las principales causas de la depresión, y muchos saben que la depresión causa grandes problemas de sueño en algunas personas. De hecho, vi a un médico general en las noticias de la BBC la otra mañana diciendo que cada vez que un paciente acude a él con problemas de sueño, la depresión es a menudo su primer pensamiento sobre la causa.

Esto demuestra la importancia de tener una mente sana. Así que, cuando esté estresado, de un paso atrás, pregúntese por qué está estresado, trate de resolver el problema antes de irse a la cama, y ríase si es posible. La risa es bien conocida como uno de los antídotos más poderosos contra el estrés. Sí, ciertamente, cuando uno está estresado, a menudo es difícil ver el lado divertido, pero tiene que intentarlo. Ponga su comedia favorita, cuente un chiste o ría sólo por diversión. Incluso la risa falsa, en algunos estudios, ha demostrado que reduce la presión arterial. El simple hecho de reír es muy poderoso.

10) No vaya a la cama hasta que tenga mucho sueño.

No trate de forzar el sueño si no tiene mucho sueño. Sólo aumentará su frustración y estrés si no puede dormir. ¿Qué causa el estrés, sino depresión? Y la depresión provoca falta de sueño. Es un círculo vicioso.

La importancia de un sueño saludable

El sueño saludable es tan importante para la salud como la dieta, el ejercicio y el control del estrés. Muchos estadounidenses no se esfuerzan por conseguir un sueño saludable, creyendo que el sueño no es esencial. La investigación está empezando a demostrarnos que esto no es cierto. Perdemos el sueño por nuestra cuenta y riesgo.

«Hay muchas pruebas convincentes para apoyar el argumento de que el sueño es el predictor más importante de su vida, quizás más importante que fumar, el ejercicio, la presión arterial alta o los niveles de colesterol» (1).

Lo creas o no, un sueño saludable...

- Puede aumentar su capacidad para pensar con claridad y funcionar a su más alto nivel.
- Puede aumentar su rendimiento atlético en un treinta por ciento.
- Mejora la piel y la apariencia.
- Ayuda a perder peso.
- Mejora la memoria y la capacidad de aprendizaje.
- Reduce el riesgo de diabetes.
- Ayuda a proteger el corazón y reduce el riesgo de enfermedad cardíaca.
- Mejora la capacidad para combatir las infecciones.
- Reduce el riesgo de accidentes (2-4).

Los beneficios del sueño:

El doctor William Dement(1), un pionero en la investigación del sueño escribe: «Sólo estamos sanos si nuestro sueño es sano».

Intuitivamente, siempre hemos sabido que el sueño es importante. «No hay nada mejor que una buena noche de sueño» es una expresión común de esta comprensión. Pero por alguna razón, no estamos escuchando nuestra propia sabiduría. Cuando éramos niños, la mayoría de nosotros teníamos horas de dormir que eran ley en nuestro hogar. Nuestros padres se aseguraron de que durmiéramos lo suficiente, sabían lo que era bueno para nosotros. A medida que envejecemos, la mayoría de nosotros parece haber olvidado o ignorado el valor del sueño. Vivimos en una cultura que valora la industria, el trabajo y la productividad, y desaprueba el letargo.

Sólo en el último año (2008), los medios de comunicación se han centrado cada vez más en el sueño saludable y el insomnio. Esto es en gran medida el resultado de más investigaciones sobre los efectos nocivos del insomnio en enfermedades insospechadas como las cardiopatías, la diabetes, el cáncer, la obesidad y el aumento de peso. Los investigadores ahora sugieren que el insomnio es un factor de riesgo importante para estas enfermedades.

¿Por qué perdemos tanto sueño saludable?

El estrés y el exceso de trabajo son unas de las principales causas de la pérdida de sueño.

En los momentos estresantes de nuestras vidas, una reacción común es apretar el ritmo para satisfacer las exigencias que se nos imponen. El estrés puede aparecer y desaparecer en nuestras vidas individuales, pero hoy en día toda nuestra sociedad parece estar siendo presa del estrés. Casi nadie discutirá que actualmente estamos viviendo un estrés de proporciones históricas (hacia 2008). Una de las primeras víctimas del estrés es un sueño saludable, y los estadounidenses estamos luchando contra el insomnio más que nunca. En 2005, una encuesta de la National Sleep Foundation encontró que menos de la mitad de todos los estadounidenses creen que duermen de forma saludable todas las noches, o siquiera una de cada dos noches (5).

La falta de sueño saludable en nuestro país se refleja en el uso de medicamentos para dormir. En 2006 se prescribieron cuarenta y nueve millones de recetas de somníferos (3). Esto representa un aumento del cincuenta y tres por ciento con respecto a los cinco años anteriores. El principal somnífero es Ambien, que representó el sesenta por ciento de las recetas para dormir en 2006, o 2.800.000.000.000.000 de dólares (dos como ocho mil millones de dólares) en ventas. En 2006, las compañías farmacéuticas gastaron seiscientos millones de dólares en publicidad. El objetivo principal de toda la publicidad era «desestigmatizar el uso de somníferos» (5). Aunque la razón principal de nuestro insomnio es el estrés, nuestro entorno moderno también desalienta el sueño.

La luz artificial y las tecnologías artificiales nos dan muchas razones para permanecer despiertos durante la noche. Recuerde que, durante la mayor parte de la historia de la humanidad, la oscuridad de la noche ha impedido realmente que la gente permanezca despierta hasta las primeras horas de la mañana. Nuestros abuelos dormían una hora y media más que cada noche, según el Dr. Christopher Gillin, psiquiatra y profesor de la Universidad de San Diego (6), que informa que uno de cada tres estadounidenses se ha quejado de una crisis de insomnio en el último año, y que uno de cada seis estadounidenses considera que su insomnio es grave.

El propio Thomas Edison, el inventor de la bombilla, creía que dormir demasiado era algo malo. «La persona que duerme ocho o diez horas por noche nunca está completamente dormida y nunca está completamente despierta y sólo tiene grados variables de somnolencia durante las veinticuatro horas», dijo Edison. Calculó que la gente dormía el doble de lo que necesitaba. El exceso de sueño los hacía «insalubres e ineficaces» (1). Aunque se sabe que Edison a menudo dormía sólo cuatro horas por noche, también se ha informado de que a menudo tomaba siestas durante el día. Su tiempo total de sueño parece haber sido de casi ocho horas cada veinticuatro horas. Dada la filosofía personal de Edison, se deduce que él inventó la bombilla. Ninguna invención ha interrumpido el ciclo del sueño humano tanto como las luces eléctricas.

Nuestro reloj biológico le marca la hora al ritmo natural del sueño y el despertar de nuestro cuerpo y establece la rutina para un sueño saludable. El reloj de nuestro cuerpo puede verse perturbado por la luz artificial., puesto que sigue el ciclo día-noche registrando la luz a través de los ojos. Este ritmo diario se llama ritmo circadiano.

Cada veinticuatro horas, mientras la Tierra gira sobre su eje, experimentamos este ritmo. El ciclo de repetición de veinticuatro horas es la base de nuestras vidas. La oscuridad de la noche estimula nuestro cerebro a liberar melatoniná, la hormona del sueño del cuerpo, y la melatonina ayuda a inducir el sueño. La iluminación artificial reduce la secreción de melatonina, por otra parte, y puede interferir con nuestra capacidad para conciliar el sueño.

Esta es la desventaja de nuestra sociedad, que permanece activa las veinticuatro horas del día, los siete días de la semana. Cuando nuestros antepasados «quemaban el aceite de medianoche», la intensidad de la luz no era suficiente co9mo para perturbar el ritmo circadiano de nuestro cuerpo. La intensidad de la luz se mide en lux, y un lux es la cantidad de luz emitida por una vela. Los investigadores han demostrado que con sólo 180 lux pueden reajustar o interrumpir nuestro reloj biológico. Una bombilla de cien vatios a una distancia de diez pies emite 190 lux, lo que es suficiente para reajustar el reloj corporal.

Con la oscuridad, nuestros ojos registran menos luz. Esto le dice a nuestro cerebro que libere melatonina, la hormona del sueño del cuerpo. Los niveles de melatonina aumentan en la noche y disminuyen durante el día, todo en respuesta a la luz que nos entra por los ojos. Así es como la humanidad ha vivido el ciclo día-noche durante miles de años. Una luz deslumbrante a medianoche le dice a su cuerpo que el sol está brillando y, como resultado, su cerebro baja los niveles de melatonina. Esta interrupción de la melatonina puede afectar nuestra salud del sueño. Se ha demostrado que la melatonina tiene muchos beneficios para la salud y que la disminución de su nivel en el cuerpo también puede tener un impacto en nuestro hogar, independientemente del problema del sueño. En nuestra sociedad moderna, estamos expuestos a mucho estrés y actividad las veinticuatro horas del día, los siete días de la semana, y la combinación de ambos afecta seriamente nuestro sueño. Para la mayoría de nosotros, nuestro sueño ya no es saludable.

¿Qué es un sueño saludable?

Un sueño saludable significa que usted duerme lo suficiente y que experimenta todas las etapas del sueño en cantidad suficiente.

¿Cuánto tiempo debemos dormir para que sea suficiente? Los investigadores están de acuerdo en que los adultos necesitan unas ocho horas por noche.

El Dr. William Dement, un investigador del sueño, lo explica de esta manera: «En general, la gente necesita dormir una hora por cada dos horas despiertos, lo que significa que la mayoría de la gente necesita unas ocho horas de sueño por noche. Por supuesto, algunas personas necesitan más y otras menos, y algunas personas parecen necesitar mucho más o mucho menos» (1). Antes de empezar a justificar su privación crónica de sueño, considere esta poderosa declaración del Dr. Dement:

«Aunque las necesidades de sueño varían, las personas que duermen alrededor de ocho horas, en promedio, tienden a vivir más tiempo» (1). Aparte de por el número de horas que duerme, ¿cómo saber si duerme lo suficiente? La mejor manera es ver lo rápido que cae dormido durante el día si se le da la oportunidad. Así es como los investigadores miden la privación de sueño; los científicos utilizan la prueba de latencia múltiple del sueño para evaluar el nivel de privación de sueño de una persona.

Los sujetos de investigación tienen la oportunidad de recostarse cómodamente en una habitación tranquila y oscura a mediodía mientras las ondas cerebrales del voluntario son monitoreadas para ver si se queda dormido y cuándo. La prueba dura sólo veinte minutos.

Si el sujeto se duerme en menos de cinco minutos, esto representa un grave déficit de sueño. Las «reacciones físicas y mentales de estos sujetos son a menudo muy débiles» (1). Dormirse entre cinco y diez minutos se considera una falta de sueño «límite». Quedarse dormido entre diez y quince minutos indica una necesidad aceptable de dormir. El hecho de quedarse dormido en quince a veinte minutos o no hacerlo en absoluto sugiere que el sujeto tiene un excelente nivel de alerta.

Otra manera de ver cuán privado de sueño se está es ver cuán soñoliento se siente uno. Cuanto más duerme, más necesita dormir,

¿verdad? Esta evaluación, llamada la Escala de Somnolencia Epworth (8), es exacta, ya sea que necesite más o menos ocho horas. Si tiene sueño, significa que no está durmiendo lo suficiente.

La otra parte de un sueño saludable es tener un ciclo de sueño normal. Esto significa que usted pasa por todos los ciclos del sueño y vive cada uno de ellos durante un período de tiempo suficiente. Hay cuatro etapas de sueño y sueño REM. Las etapas uno a la cuatro son una progresión del sueño (etapa) a un sueño ligero (etapa 2) y luego a un sueño profundo (etapas 3 y 4). Durante el sueño profundo, el cuerpo se encuentra en un estado de relajación profunda. La tensión muscular es relajada, la presión arterial disminuye y la frecuencia cardíaca y la respiración disminuyen. Durante el sueño profundo, el cuerpo secreta impulsos de la hormona de crecimiento humano.

Referencias

(1) Dement, William C., Vaughan, Christopher. La promesa del sueño. Introducción. 0 1999, Dell Publishing, NY, NY, NY, NY, NY, NY, NY. William Dement, MD, es un pionero en la investigación del sueño que ha trabajado para promover el conocimiento de la epidemia de insomnio y sus efectos dañinos.

(2) Susan Brink (octubre de 2000). Sociedad del Insomnio Si nos quedamos despiertos la mitad de la noche, podemos arriesgar nuestra salud. U.S. News & World Report, 129(15), 62-72.

(3) Olimpicos bien descansados, listos para ir por el oro. (febrero de 2006). USA Today, 134(2729), 15.

(4) Lauren Wiener, Hollace Schmidt. (marzo de 2007). Su nueva misión #1 para mantenerse saludable: dormir más. Forma, 26(7), 98,100-102.

(5) Mooallem, Jon. El complejo industrial del sueño. New York Times, 18 de noviembre de 2007.

(6) Extracto de las notas publicadas de una entrevista radiofónica para la semana del 31 de marzo de 1999, Lichenstein Creative Media, The Infinite Mind.

(7) Diccionario gratuito de Farlex.

(8) Extracto de Wikipedia, palabra clave: Epworth Sleepiness Scale